DE

L'AFFECTION TYPHOÏDE

DE L'ESPÈCE CHEVALINE

ET DE

ses rapports avec la fièvre typhoïde de l'homme,

Par LOISET,

Ancien Représentant à la Constituante et à la Législative ; Médecin vétérinaire,
Membre de diverses Sociétés savantes.

LILLE,

IMPRIMERIE DE LEFEBVRE-DUCROCQ, PLACE DU THÉATRE, 36.

1855.

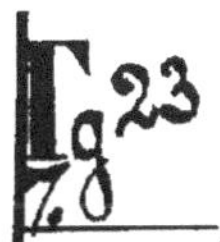

DE

L'AFFECTION TYPHOÏDE

DE L'ESPÈCE CHEVALINE

ET DE

ses rapports avec la fièvre typhoïde de l'homme,

Par LOISET,

Ancien Représentant à la Constituante et à la Législative ; Médecin vétérinaire ;
Membre de diverses Sociétés savantes.

LILLE,

IMPRIMERIE DE LEFEBVRE-DUCROCQ, PLACE DU THÉATRE, 36.

1853.

DE

L'AFFECTION TYPHOÏDE

DE L'ESPÈCE CHEVALINE

ET DE SES

rapports avec la fièvre typhoïde de l'homme.

La constitution météorologique anormale qui a régné dans le cours de l'automne et de l'hiver derniers a fait naître une affection épizootique qui, d'abord circonscrite dans un faible rayon du périmètre des villes de Roubaix et de Tourcoing, s'est étendue avec une certaine lenteur, a gagné les vallées de la Marque, de la Deûle et de la Lys, de manière à porter ses atteintes à quinze et vingt kilomètres autour de Lille. Dans son envahissement successif, elle a pourtant perdu graduellement de son intensité, et n'a atteint, proportionnellement, qu'un nombre toujours décroissant de victimes. Ainsi, tandis que dans son foyer elle frappait environ un sixième de la population chevaline, elle ne sévissait à Lille et sa banlieue que sur un quarantième ou un cinquantième. Le rapport de la mortalité aux guérisons a aussi varié dans le même sens; nous estimons, d'après des renseignements sur l'exactitude desquels nous avons droit de compter, que les pertes s'élevaient de un quart ou un cinquième sur le théâtre de ses débuts, et seulement de un vingtième ou un trentième dans les confins où son action n'éveillait plus qu'un faible écho. Un autre caractère de sa marche a été remarqué: c'est que, vers son foyer, elle gagnait la totalité ou la presque totalité des animaux de la même écurie, tandis que, dans son lointain reflet, elle les choisissait isolément au milieu d'autres sujets qui restaient sains : dans l'un et l'autre cas, elle montrait pourtant une prédilection constante pour les jeunes animaux, et particulièrement pour ceux récemment importés, non acclimatés ou n'étant pas encore rompus aux travaux pour lesquels ils étaient destinés.

Caractérisé par un cortége de phénomènes morbides complexes et variés, parmi lesquels dominait constamment la prostration, le mal offrait un cachet anatomique spécial qui ne permettait pas de le confondre avec toute autre affection et qui consistait essentiellement dans de profondes altérations des divers ordres de cryptes folliculeux entrant dans la composition de la muqueuse de l'estomac et des intestins.

Une coïncidence constante a signalé cette épizootie, c'est que partout où elle est apparue, elle avait été précédée et se trouvait accompagnée par l'invasion ou la présence de la fièvre typhoïde, sous forme épidémique dans l'espèce humaine. Cette simultanéité de développement de deux grandes puissances de destruction marchant parallèlement, l'une contre l'homme et l'autre contre l'espèce animale la plus précieuse que celui-ci ait assujettie à son service, est une chose du plus haut intérêt et qui mérite de fixer toute l'attention de l'observateur, comme pouvant embrasser les termes principaux d'un grand problème d'étiologie comparée, dont la solution importerait autant à l'hygiène générale qu'à l'économie sociale. C'est pour constater et vérifier ce que renferme un aussi remarquable rapprochement, que nous nous sommes livré aux scrupuleuses investigations qui se résument par les généralités suivantes :

Dans un certain nombre de cas, nous avons rencontré les deux maladies, couchées pour ainsi dire côte à côte, l'une sur le grabat et l'autre sur la litière de la même écurie ; d'autres fois et plus fréquemment, cette relation avait de moins étroites limites et s'étendait aux agglomérations de demeures avoisinant les fermes visitées par l'épizootie; enfin, les rapports de coexistence de cette affection avec l'épidémie typhoïde ne laissaient jamais entre elles une étendue qui dépassât quelques centaines de toises. L'enquête à laquelle nous nous sommes livré ne nous a pas offert une seule exception à cette concomittence plus ou moins intime; elle nous a aussi démontré que jamais l'espèce chevaline n'avait reçu les premiers coups et qu'elle n'était généralement affectée qu'après que la fièvre typhoïde de l'homme lui avait servi pendant six semaines ou deux mois de précurseur.

Un autre trait de ressemblance relativement à la marche des deux maladies, c'est que leur action, dans les mêmes localités, a généralement été dans une proportion égale, en sorte qu'elles se suivaient par des degrés assez exactement correspondants par rapport à la durée de leur invasion, comme pour la multiplicité ou la rareté des sujets attaqués, et enfin quant à leur intensité et à la mortalité qu'elles occasionnaient.

Cet ensemble de faits concordants ne pourrait pourtant que très-hypothétiquement rattacher à une source commune, ou du moins à des sources analogues, l'existence de deux affections spéciales, l'une épizootique et l'autre épidémique, si, par des exemples puisés dans le passé, on ne prouvait que ces liens étiologiques sont invariables et constants; malheureusement, la confusion qui règne dans les descriptions des épizootistes, le manque de saines notions d'anatomie pathologique et les imperfections d'ordres divers que l'état peu avancé des connaissances médicales de l'époque font pour ainsi dire déteindre sur leurs œuvres, rendent cette inspection rétrospective, difficile et peu fructueuse.

Sous la désignation de *fièvre maligne* ou de *fièvre charbonneuse*, on entrevoit assez vaguement dans l'histoire des désastres épizootiques appartenant au siècle dernier que, plus d'une fois, l'affection régnant actuellement sur l'espèce chevaline de l'arrondissement de Lille, a pu se montrer en divers temps et en divers lieux ; mais les observations qui servent de base à cette assimilation sont trop peu précises pour donner prise à autre chose qu'à de très-incertaines présomptions : c'est à une époque presque contemporaine qu'il faut arriver pour obtenir des détails circonstanciés qui permettent d'asseoir un jugement solide sur la nature de certaines irruptions épizootiques qui apparaissent à des périodes plus ou moins lointaines. Sous ce rapport, l'affection qui s'est déclarée en 1825 et 1826 sur les chevaux de la Suède, du Danemark, de la Hollande, de la Belgique, de la France, du Holstein, du Hanovre, de l'Allemagne, etc., et qu'on a caractérisé du nom un peu banal et assez impropre de *gastro-entérite* ou de *gastro-conjonctivite*, forme le point de départ qui permet de constater la filiation du mal, lorsqu'il s'est reproduit, et que sous des noms variés il a été successivement étudié par Girard, Delafond, Rainard, Huzard fils, Moulin, Clarc, Conte, Bareyre, Damalix, Raynal, etc.

Il n'y a qu'un petit nombre de ces auteurs, à la tête desquels nous devons placer M. Moulin, qui aient mentionné la coexistence de la fièvre typhoïde épidémique de l'homme avec l'épizootie dont il s'agit; mais cette omission est réparable par l'inspection des faits enregistrés dans les annales de la médecine humaine. Si, en effet, on rapproche les documents de la pathologie animale de ceux recueillis par la pathologie de l'homme, on reconnaît que trois grandes périodes épizootiques et épidémiques se sont ouvertes depuis plus d'un quart de siècle pour la simultanéité des deux maladies précitées : la première, en 1825 et 1826; la seconde, en 1840 et 1841, et la troisième, en 1852 et 1853 : toutes trois ont également pesé d'une manière funeste sur les races humaine et chevaline.

Partout ailleurs que dans le département du Nord, il nous a été impossible, lorsque la maladie qui nous occupe a rétréci son champ d'action de manière à devenir endémique ou même sporadique, de reconnaître si elle avait été ou non concomittante de la fièvre typhoïde; tandis que, dans les localités qui nous entourent, les liens qui semblent les enchaîner l'une à l'autre nous avaient été révélés depuis longtemps et ont été confirmés durant tout le cours de notre vieille carrière médicale.

Bien que la concordance de développement de ces deux affections générales analogues s'attaquant aux populations humaine et animale, ait échappé jusqu'ici aux médecins et aux vétérinaires, ce n'est pourtant pas là une liaison qui ait rien de bien étonnant : les rapports de certaines affections, qui sévissent à la fois sur l'homme et les animaux, ont été, en effet, remarqués de tous temps; Paulet et Buniva en ont signalé des exemples multipliés : plus récemment, le farcin et la morve sont venus en augmenter le nombre, et tout porte à croire que la pathologie comparée sera encore appelée à s'enrichir de la constatation de faits plus ou moins similaires. Vaidy, médecin militaire, qui avait beaucoup vu et observé durant les guerres de l'empire, s'étayant sur la constance de leurs relations étiologiques, prédisait que les apparitions futures du typhus des armées seraient toujours, comme par le passé, suivies de l'invasion du typhus sur l'espèce bovine.

Avant de tirer des considérations précédentes, les déductions qui en découlent naturellement, nous avons à prévenir une objection sérieuse : la supposition que nous avons émise de l'identité des épizooties de 1825, 1840 et 1852, et de quelques autres intermédiaires moins générales, pourrait facilement être attaquée, comme forcée, hasardeuse ou inexacte, dépouillée qu'elle se trouverait de preuves essentielles et concluantes tirées des nombreux écrits qui en ont fait la relation ; mais, ainsi que le fait judicieusement remarquer un illustre académicien, le docteur Rayer, l'omission ou l'incomplète description, dans ces écrits, de la lésion qui constitue le caractère anatomique le plus positif de la maladie n'implique pas forcément sa négation, et si, avant les travaux assez récents de MM. Petit, Serres, Louis et autres, elle était généralement restée inaperçue chez l'homme, elle a pu, par la même raison, échapper à l'attention des vétérinaires non suffisamment préparés à en apprécier toute l'importance relativement à la médecine comparée et à la zooïatrique.

Grâce aux travaux du docteur Rayer et à ceux des vétérinaires Moulin, Laux et de quelques autres, l'histoire de la prétendue gastro-entérite, ou gastro-conjonctivite-épizootique, commence à se dégager des nuages qui l'entouraient naguère, et les voies restent désormais libres et ouvertes pour y faire avancer la vérité.

Pour nous, contemporain des trois grandes apparitions épizootiques de 1825, 1841 et 1853, placé en situation de beaucoup voir et de bien voir, nous avions déjà acquis la conviction de l'identité du mal qui frappa l'espèce chevaline durant ces trois périodes ; lorsque les nouvelles idées émises sur la nature de la fièvre typhoïde de l'homme, apparurent avec un caractère d'évidence tel qu'elles furent généralement acceptées comme l'expression d'une vérité pathologique, c'est alors que nous avons soupçonné que cette maladie épidémique de l'espèce humaine pouvait bien être intimement liée à l'affection générale de l'espèce chevaline que nous avons étudiée : partant de cette hypothèse, dès 1840 et 1841, nous dûmes à l'obligeance du docteur Cazeneuve, professeur à l'Hôpital militaire d'instruction de Lille, actuellement directeur de l'École secondaire de médecine de la même ville, la possibilité de confronter la parfaite similitude anatomo-pathologique de la fièvre typhoïde de l'homme avec l'épizootie précitée de l'espèce chevaline.

Dans la dernière période hybernale qui vient de s'écouler,

la démonstration a acquis un degré d'évidence de plus ; nous avons soumis à l'examen de la Société centrale de médecine du département du Nord, des portions intestinales de chevaux morts de l'épizootie régnante, et nos collègues ont été unanimes pour y reconnaître les lésions spéciales à la dothinenthérie ou fièvre typhoïde de l'espèce humaine.

Cependant, même en dernier lieu, des praticiens vétérinaires capables et instruits se sont mépris sur la nature de l'épizootie, et ont méconnu les traces qu'elle laisse invariablement dans la muqueuse intestinale et dans les ganglions mésentériques : ils n'ont été convaincus de leur erreur qu'à la suite d'un avis que nous avons fait insérer dans la presse quotidienne locale, et surtout par les conseils et renseignements qu'ils nous ont fait l'honneur de réclamer de notre vieille expérience; mais, à dater de ces avertissements, les nécroscopies n'ont jamais manqué de mettre en lumière ce qu'on peut, à juste titre, considérer comme le type anatomique du mal.

Nous terminons cette discussion incidente, qu'en raison de l'importance du sujet, on nous pardonnera d'avoir trop prolongée, en appelant les méditations des médecins et des vétérinaires sur les propositions suivantes, que nous présentons, non comme parfaitement prouvées pour le moment, mais comme devant être confirmées, suivant toutes les vraisemblances, par d'ultérieures investigations :

1.° La maladie désignée par les vétérinaires sous les noms de *gastro-entérite*, *gastro-conjonctivite épizootique du cheval*, résulte, comme la *dothinenthérie*, *fièvre typhoïde* ou *entéro-mésentérique de l'homme*, du gonflement suivi d'ulcérations de follicules mucipares disséminés isolément ou par groupes dans le corps de la muqueuse gastro-intestinale et dans l'engorgement des ganglions mésentériques correspondants, compliqués de lésions diverses dans des points variés de l'organisme;

2.° A ce trait de similitude, il faut joindre la simultanéité d'existence des deux maladies, ce qui impliquerait une communauté de causes produisant les mêmes effets sur deux espèces occupant dans l'échelle animale un rang distinct et très-inégal; induction qui exigerait, pour être vérifiée, le concours de l'observation et de l'expérience.

Après avoir posé les deux plus larges questions de médecine comparée que comporte peut-être l'état actuel de nos connaissances, il nous reste à donner, le plus succinctement possible, les détails purement techniques qui se rattachent à la dernière invasion de l'épizootie typhoïque du cheval dans le nord de la France.

Symptômes. — La grande et subite prostration qui suivait le début de la maladie, l'excessive variabilité de son intensité, ses nombreuses complications et surtout la singulière diversité de ses symptômes, donnaient à la dernière irruption du mal, comme à ses précédentes explosions, une physionomie morbide tout à fait inaccoutumée, qui rendait obscure et difficile la détermination de la nature et du siége de l'affection et la laissait même confondue tour à tour, avec une série de maladies fort différentes entr'elles et occupant des positions très-distinctes dans les cadres nosologiques.

De cette excessive mobilité des traits séméiologiques de l'épizootie, résultent de grands obstacles, pour fixer dans une description concise le tableau si changeant des symptômes qui la caractérisent; ce n'est donc que par des traits rapides qui en rappellent les principales nuances, qu'il nous a paru possible de faire pénétrer dans l'esprit les formes de cette sorte de protée morbide.

Sur un grand nombre de sujets, l'affection se montrait avec peu de gravité et avait toujours une issue heureuse : l'anorexie, l'abattement, l'immobilité, le regard fixe et éteint, la langue sèche, la rareté des urines, la constipation, la petitesse et la faiblesse du pouls, constituaient l'ensemble des symptômes qui en signalaient le début. Parfois l'agitation, le piétinement qui caractérisent les douleurs abdominales d'un faible degré, étaient le premier signal de la maladie : tandis que dans d'autres cas le phénomène dominant des prodromes, consistait dans la violence désordonnée des mouvements du cœur, qu'on voyait distinctement bondir contre les parois de la poitrine et faire refluer le sang dans les jugulaires, en imprimant aussi des secousses aux muscles du poitrail; des troubles du côté des fonctions urinaires ont particulièrement distingué l'épizootie actuelle de celles qui l'ont précédée sur le quart ou le cinquième des malades, des efforts, des *campements* douloureux réitérés et infructueux, se produisaient pour l'évacuation des urines et faisaient pousser aux patients des gémissements plaintifs.

Dans le cours des jours suivants, il survenait le plus ordinairement peu de changements : l'abattement était plus profond, la marche trahissait une plus grande faiblesse des agents locomoteurs, l'œil était encore plus fixe, la conjonctive pâle, quelquefois jaunâtre et légèrement infiltrée, plus rarement maculée de taches pétéchyales, retenant parfois des mucosités filantes et diaphanes. La pituitaire blafarde dans quelques cas, rehaussée de mouchetures rouges analogues aux piqûres de puces; le pouls restait, et devenait de plus en plus faible et petit.

Dans les invasions de 1825 et 1841 il survenait, dans une période un peu plus avancée, des changements saillants : les paupières se tuméfiaient, souvent elles étaient tellement gonflées et relâchées, que le globe de l'œil en demeurait complètement voilé, il y avait rarement trouble des humeurs de l'organe de la vision, parfois quelques larmes chaudes sillonnaient le chanfrein. Ces signes de phlegmasie oculaire ont complètement fait défaut en 1853 : c'est là la meilleure preuve de la faible valeur qu'on doit attacher à cet ordre d'épiphénomènes dont on a singulièrement exagéré l'importance, lorsque sous le nom de *gastro-conjonctivite* donné à la maladie on l'a élevée au rang de caractère idiopathique.

A l'adynamie subite d'abord, puis lentement progressive, s'unissent souvent la torpeur et même le cômat qu'accompagnaietn de légers mouvements convulsifs, agitant les muscles qui entourent la rotule et la pointe du sternum, ou se manifestant par des soubresauts irréguliers, saccadés vers les commissures des lèvres et au pourtour des ailes du nez. Parfois l'animal plongé dans une profonde somnolence semblait se réveiller en sursaut, pour retomber promptement ensuite dans son premier engourdissement.

Nous avons rencontré cette année, moins souvent et à des degrés bien plus affaiblis que précédemment, ces œdèmes *tremblotants* qui se montraient aux membres antérieurs, vers les *ars* et aussi à la partie inférieure de l'auge, dans le voisinage de la symphyse-maxillaire, et enfin, quelquefois dans la région inférieure de l'abdomen, à la pointe du sternum ou aux extrémités postérieures ; encore moins avons-nous eu d'exemple que ces tumeurs devinssent d'un volume excessif, froides, laissant suinter par gouttelettes, une sérosité limpide et roussâtre en se terminant par gangrène de manière à rappeler quelques vieilles descriptions de fièvres charbonneuses du siècle dernier, et notamment l'épizootie de Fossano en 1783. Du troisième au cinquième jour, il survenait des évacuations urinaires, d'abord rouges et chargées, puis de plus en plus claires et fréquentes : la constipation, qui s'était maintenue avec plus ou moins d'opiniâtreté, diminuait avec lenteur ; quelques selles rares et peu abondantes, donnaient issue à quelques pelotes sèches fortement *marronnées*, très-dures et recouvertes d'une *couche blanche*, *épaisse et comme pseudo-membraneuse*.

Peu à peu, ces déjections perdaient de leur consistance, passaient à l'état mou, et même à demi-fluide ; mais presque toujours elles contenaient soit en couches membraniformes, soit en parcelles excessivement nombreuses et déliées, cette *matière blanche* précitée, dont la formation nous paraît un des phénomènes les plus constants de la maladie.

A partir de cette époque, une amélioration graduelle se faisait sentir : les symptômes diminuaient lentement d'intensité ; l'inappétence et surtout la faiblesse persistaient longtemps ; ce n'était qu'après une convalescence prolongée que l'animal finissait par recouvrer toutes ses forces.

La marche générale de la maladie était bien moins rapide sous la forme que nous venons de décrire, que sous celles que nous allons exposer : elle mettait ordinairement alors huit à dix jours à poursuivre tout son cours, qui était d'ailleurs marqué par des exacerbations journalières, particulièrement senties vers le soir, et par des légères rémissions le matin.

Se masquant de traits plus insidieux, l'épizootie chez certains sujets n'offrait pas de constipation ; la scène morbide commençait par des déjections alvines liquides très-abondantes, qui se continuaient pendant tout le cours de l'affection : l'expulsion de ces matières était accompagnée d'*épreintes* et précédée de coliques; elles avaient une couleur grisâtre, étaient très-fétides et résultaient du mélange de résidus alimentaires, avec les *parcelles blanches*, que nous avons eu déjà occasion de remarquer et qui se trouvaient ici tenues en suspension dans un fluide séreux: sous cette forme, le mal avait presque toujours une suite fâcheuse : l'épuisement, l'anéantissement de la myotilité et la mort survenaient avec une rapidité telle qu'en deux, trois ou quatre jours au plus, le cercle des phénomènes morbides était parcouru dans son entier.

L'un des aspects sous lesquels le mal s'est plus fréquemment présenté en dernier lieu consistait à voir surgir dans le cadre de ces symptômes ordinaires, tout-à-coup des *battements de flanc* accompagnés de dyspnée, de dilatation des naseaux, et de tout le cortége de phénomènes qui annoncent l'asphyxie prochaine : mais bientôt après, l'accès se calmait et il ne restait plus que de l'agitation dans les mouvements de la respiration : rarement cependant l'animal pouvait-il soutenir plus de trois ou quatre paroxysmes semblables.

Cette déviation accidentelle de la maladie vers les organes pectoraux, en a imposé à plus d'un praticien expérimenté : dans le principe, plusieurs ont cru avoir à combattre des phlegmasies pulmonaires, pleurales et cardiales ayant un cachet essentiel.

Lorsque les phénomènes sympathiques retentissaient sur l'encéphale, il y avait stupeur extrême ; oblitération des sens, surtout de ceux de la vue et de l'ouïe ; une pesanteur considérable de la tête qui prenait appui sur l'auge, contre un mur et même jusque sur le sol, enfin une agitation convulsive de presque tous les muscles de face complétaient l'ensemble de cette modification morbide.

Un autre ordre d'épiphénomènes changeait encore la scène pathologique quand des complications siégeaient dans l'arrière-bouche, le larynx et le pharynx, où elles s'annonçaient par une vive chaleur, une forte astriction, la difficulté ou l'impossibilité d'avaler les liquides, la circulation plus ou moins bruyante de l'air dans la partie supérieure des voies aériennes, l'écoulement de mucosités filantes par la bouche ou par les naseaux, de la tuméfaction vers l'auge et parfois dans la région parotidienne.

A ces variétés de forme déjà si nombreuses, il convient d'en ajouter une dernière, dans laquelle le mal, après avoir parcouru toutes ses évolutions, semble atteindre le terme d'une guérison assurée, lorsque survient inopinément un groupe de symptômes graves indiquant une perforation intestinale et qui consistent dans des regards pleins d'anxiété portés vers la région abdominale, laquelle devient douloureuse et distendue, en même temps que la face se crispe, qu'un froid glacial s'empare des oreilles, du nez et des extrémités, et que le pouls devient d'une petitesse extrême pour arriver bientôt à être inexplorable. Cet état annonce une fin funeste dont on aurait cru d'abord, avoir sûrement écarté la dangereuse éventualité.

Ainsi, sur un fond séméiologique qui reste le même, on voit surgir alternativement des symptômes très-divers qui annoncent des troubles consécutifs tantôt sur un point, tantôt sur un autre, et qui se traduisent par des effets cérébraux, pulmonaires, cardiaux, urinaires, cutanés, sensoriaux ou autres, et qui semblent attester que l'organisme entier peut recevoir le contre-coup du principe pathogénique du mal.

L'invasion de 1853 a offert sous ce rapport des différences notables comparativement à ses devancières : nous avons déjà vu qu'elle s'était montrée complètement exempte de phlegmasie à la conjonctive et que les œdèmes de certaines régions du corps, ou n'avaient pas existé, ou n'avaient été produits que sous des nuances très-affaiblies : nous devons ajouter, que dans l'ordre de leur fréquence, les accidents dominants ont été ceux des organes pectoraux et urinaires; tandis qu'antérieurement elle avait porté plus particulièrement sur les centres nerveux, les sens et le système cutané, l'arrière-bouche, le larynx, le pharynx, etc.

Diagnostic et pronostic. — Au milieu de la diversité d'aspects de l'épizootie, la constance de certains phénomènes ne devrait pas permettre d'erreur dans le diagnostic; c'est ainsi que la petitesse et la faiblesse du pouls, l'excessive diminution de la puissance musculaire, l'apparition d'œdèmes sur une ou plusieurs régions du corps et surtout la formation dans les voies intestinales et par suite l'évacuation de mucosités concrètes, morbidement altérées d'une manière spéciale, dominent invariablement tous les autres symptômes, quelque diversifiés qu'ils soient, et démontrent péremptoirement qu'on ne peut avoir affaire ici qu'à une seule et unique affection, aux formes multiples et insidieuses.

En général, quand l'issue doit être heureuse, les symptômes se soutiennent, il survient des déjections alvines plus nombreuses et de moins en moins solides; les voies digestives se dégagent lentement des mucosités blanches qu'elles contenaient et l'animal entre bientôt en convalescence.

La marche de l'affection est presque toujours plus rapide, quand elle doit se terminer par la mort : la faiblesse devient extrême; le froid glacial des extrémités et des oreilles gagne progressivement le corps, le pouls devient imperceptible, les mouvements du cœur faibles et tumultueux; l'animal tombe, et la vie s'éteint après de légères convulsions.

Telle est particulièrement la suite de la variété diarrhéique du mal.

Dans les irruptions de l'épizootie, antérieures à celle actuelle, la terminaison par gangrène des tumeurs œdémateuses rendait plus prompte encore la marche de ces symptômes précurseurs de l'extinction de la vie.

Les accès de dyspnée ont moins de gravité : toutefois, quant à leur suite, la respiration reste dans un état de gêne permanente et très-marquée, il y a lieu de craindre une fin prochaine qui s'annonce par des préludes analogues aux précédents. C'est ordinairement du huitième ou dixième jour que l'issue funeste survient dans ce cas.

On ne doit craindre des résultats fâcheux des accidents urinaires survenus dès le début de la maladie, qu'autant que les évacuations au lieu de devenir abondantes, chargées, d'un rouge brique plus ou moins prononcé, comme cela arrive le plus communément, restent rares et augmentent de densité et de coloration et ne sont expulsées que par de douloureux efforts qui cessent même complètement dans les derniers degrés d'épuisement des forces du sujet malade. Ce genre de complication n'entraîne des suites fatales que sur environ un cinquième des animaux qui les éprouvent.

En se portant vers l'arrière-bouche, les effets consécutifs de l'affection perdent de leur gravité, à moins que par contiguité ils ne finissent par envahir toute la muqueuse respiratoire et qu'ils ne viennent ainsi à s'effacer, par la prédominance que ceux-ci acquièrent; alors ces nouvelles lésions entraînent les conséquences qui viennent d'être implicitement indiquées plus haut.

Les symptômes cérébraux quelle que soit leur intensité, n'annoncent par eux-mêmes aucun résultat fâcheux.

La perforation de l'intestin peut être considérée comme une terminaison directe du mal dépouillée des éventualités que lui font courir ses complications diverses. Cette terminaison est toujours lente à se produire, nous l'avons observée plus fréquemment en 1853 que dans les épizooties de 1825 et 1841 : elle se montre ordinairement du vingtième au trente-cinquième jour : elle est constamment précédée de la rémission de tous les symptômes alarmants et tout semble annoncer une curation certaine, lorsque les signes de la péritonite viennent révéler son existence et annoncer un prompt et infaillible sinistre.

Quand tant d'écueils sont heureusement traversés et que les animaux malades échappent à des chances désastreuses si diverses, l'équilibre fonctionnel est tardif à se rétablir. L'atonie des organes digestifs se prolonge pendant un laps de temps plus ou moins considérable ; il n'est pas rare non plus qu'une sorte d'*hébétude* accompagne ou dépasse même la convalescence : chez quelques sujets une surdité temporaire ou définitive trahit encore le passage du mal dans l'organisme, lorsque la santé est complètement rétablie.

Nécroscopie. — Malgré les immenses services que l'anatomie pathologique a rendus, et est encore appelée à rendre à la médecine, certaines affections, par la multiplicité et la diversité des désordres nécroscopiques qu'elles présentent, semblent se soustraire à ses plus importantes applications. Ces maladies déconcertent l'observateur, qui s'efforce, à travers des lésions variables et complexes, de déterminer le point initial et la filiation du travail morbide : de ce nombre sont les épizooties qui ont régné sur les chevaux en 1825, 1841 et 1853 ; aussi les investigations autopsiques dont elles ont été le sujet, ont-elles reçu les interprétations les plus diverses.

Se borner à des généralités anatomico-pathologiques, dans de pareilles circonstances, c'est rendre bien imparfaitement le tableau essentiellement mobile des lésions résultant de la maladie; c'est négliger parfois des détails fort utiles; c'est enfin, rendre impossible la rectification de conclusions basées sur un trop petit nombre de faits, ou faussées par des idées préconçues ou erronées.

C'est par ces motifs, qu'au risque d'augmenter démésurément cette notice, nous allons consigner ici l'histoire complète de neuf autopsies suivantes, choisies sur les vingt-une que nous avons été en situation de faire avec le plus grand soin dans le cours des épizooties de 1841 et 1853.

PREMIÈRE NÉCROSCOPIE. — *Indications commémoratives.* — Jument, 4 ans; arrivant de Hambourg le 15 avril, — tombée malade le 17, — anorexie; faiblesse rapide : décubitus nul, port fréquent de la tête vers le flanc, — pas de déjections, — morte le 23, à sept heures du matin, — autopsie à onze heures.

Tissu sous-cutané. — Infiltration séreuse, transparente et légèrement jaunâtre, vers les *ars* et la pointe du sternum.

Abdomen. — La masse intestinale ne présente extérieurement que çà et là, surtout à la dernière moitié de l'intestin grêle et au colon, des maculatures nuageuses d'un ton rouge bleuâtre très-affaibli; partout ailleurs la couleur en est plus mâte que dans l'état normal. — L'estomac qui est vide d'aliments et recèle un liquide blanchâtre : incisé dans toute sa longueur laisse voir

A un grand nombre de larves d'astres dans son sac droit.

B Les parois de cet organe y ont acquis une épaisseur considérable, où il est plus que quadruple qu'habituellement.

C de fines ulcérations inégalement réparties en parsèment la surface; leur forme est arrondie, ou un peu ovalaire; leur largeur d'un à deux millimètres; leur concavité est lisse et régulière, les bords nettement découpés, comme à l'emporte-pièce, mais sans relief bien sensible; le fond est brun cendré, plus foncé que la muqueuse dont il semble avoir détruit le tiers de l'épaisseur pour se loger dans l'épaisseur de son chorion, aucun de ces petits ulcères ne siége dans le sac gauche; dans le sac droit, ils se multiplient d autant plus qu'on se rapproche davantage du pylore qui en est tellement criblé qu'on peut en compter de 15 à 20 par centimètre carré; la folliculeuse dans laquelle ils sont entaillés est d'un gris pâle, a conservé sa demi-transparence qui laisse apercevoir un petit nombre d'injections arborisées dans le tissu sous muqueux, qui lui-même est infiltré et constitue une couche œdémateuse triple ou quadruple de son volume ordinaire. Ce tissu sous-muqueux se déchire avec facilité et laisse ainsi séparer les deux tuniques auxquelles il sert de lien adhésif; la membrane musculaire de l'estomac a généralement acquis une épaisseur plus considérable, mais sans altération de la lame péritonéale, ni du tissu sous-séreux qui la recouvrent.

L'intestin grèle contenait un liquide d'un blanc sale, homogène, exempt de parcelles alimentaires et d'une consistance plus considérable que celle du lait: il ressemblait assez à une forte décoction de riz et avait été rencontré en petite quantité dans l'estomac.

Toute la face libre de la muqueuse de cet intetins était blanche, avec quelques marbrures et arborisations rouges; elle offrait un certain nombre d'ulcérations analogues à celles décrites ci-dessus dans la première portion du duodénum, confluentes vers l'orifice pylorique; ces ulcérations étaient projetées comme au hasard et devenaient de plus en plus rares, jusqu'à 7 à 8 décimètres de distance de ce point d'origine; plus loin dans le jéjunum, commençaient à apparaître à des intervalles variables.

D des plaques orbiculaires ou ellyptiques, inégales, mamelonnées, d'une couleur rose terne plus prononcée sur les granulations ou mamelons et se détachant parfaitement sur le fond plus pâle de la surface intestinale, au-dessus de laquelle ces plaques formaient une saillie de 2 à 3 millimètres: situées dans la région opposée à celle de l'attache du mésentère, les plaques avaient de 3 à 10 milimètres de large et possédaient chacune, suivant leur étendue de 8 à 30 granulations mamelonnées; leur superficie était douce et molle au toucher; incisées suivant leur épaisseur, elles paraissaient constituées par un tissu tuméfié qui embrassait la totalité de l'épaisseur de la muqueuse et de la couche celluleuse sous-jacente. L'altération devenait plus fréquente et plus prononcée à mesure qu'on s'avançait vers le cœcum; nous en avons compté en tout 27, parmi lesquelles 6 offraient des ulcérations au sommet de quelques-uns de leurs mamelons : sur quatre autres nous avons trouvé de 1 à 3 granulations couronnées de sortes d'escarrhes résistantes, élastiques, d'un jaune safrané, s'élevant en houppe et circonscrites par des bords exactement semblables à ceux des ulcérations qui viennent d'être indiquées : la substance jaune paraissait homogène, elles s'enfonçait à une certaine profondeur dans le corps de la folliculeuse et pénétrait jusque dans le tissu sous-muqueux.

L'épaisseur de la membrane muqueuse intestinale était proportionnellement plus grande que celle de la muqueuse gastrique et allait en s'accroissant jusqu'au cœcum près duquel on remarquait quelques marbrures d'un rouge bleuâtre, mais de nuance faible.

Le *cœcum* était rempli du liquide trouvé dans l'intestin grêle ; ce liquide tenait en suspension quelques grains d'avoine et des débris alimentaires : la tunique folliculo-cœcale offrait les mêmes altérations que celles indiquées ci-dessus comme appartenant à l'estomac.

Dans le *colon*, le liquide gastro-intestinal augmentait insensiblement de consistance, de sorte qu'arrivé vers la fin de la partie flottante, il ne constituait plus que des sortes de *raclures* albumineuses concrètes, analogues à celles qui ont été signalées comme recouvrant les excréments rares, durs et fortement marronnés, expulsés dans le cours de la maladie : du reste l'épaississement de la muqueuse de cet intestin, l'œdématie de son tissu sous-muqueux, et enfin toutes les altérations que nous avons détaillées ci-dessus, sauf les ulcérations, se rencontraient ici.

Les ganglions mésentériques avaient subi peu de changement, cependant vers le jéjunum, l'iléon et le cœcum, ils étaient sensiblement tuméfiés, indurés et marbrés de rouge plus ou moins prononcé.

Le *foie* moins foncé, avait perdu de sa consistance et se déchirait aisément.

Rien de remarquable dans la *rate*, les *reins* et les autres organes abdominaux.

Thorax. Le *cœur* et les gros vaisseaux dilatés par de gros caillots partiellement décolorés.

Les *poumons* gorgés par un sang noir et spumeux, mais sans altération de son parenchyme, sauf autour de quelques *tubercules crus*, logés dans les lobules. Bronches contenant un liquide grisâtre, séreux; sa texture non altérée.

Crane et rachys. Un peu d'injection dans l'arachnoïde cérébrale et rachydienne; rien d'insolite dans la pulpe encéphalique.

DEUXIÈME NÉCROSCOPIE. — *Indications commémoratives*.— Hongre, 5 ans, — début de la maladie le 20 avril, le 24 faiblesse extrême; tête appuyée au fond de l'auge; pouls presqu'imperceptible (48 pulsations par minute), — cessation des déjections alvines et urinaires, — le 27 l'animal est tellement faible qu'il n'a plus la force de retenir ses lavements, qui s'écoulent lentement par l'effet de leur propre poids, — à onze heures, agitation extrême des flancs; épuisement complet, à quatre heures, il tombe sur les genoux, fait de nombreux efforts pour se relever : il expire quelques instants après, — ouverture deux heures après la mort.

Tissu sous-cutané. Œdématie à la partie inférieure de la tête et de la poitrine,— la sérosité infiltrée très-légèrement roussâtre.

Abdomen. L'estomac et la masse intestinale vus extérieurement ne laissaient soupçonner aucun désordre morbide, mais ouverts dans toute leur étendue, ils ont fait reconnaître, des lésions presqu'en tout semblables à celles consignées dans la première autopsie.

Ainsi il y avait : 1.° Epaississement considérable de toute la muqueuse gastro-intestinale, mais cette fois sans rougeur vive, sans maculatures et sans injection bien prononcée ; 2.° présence d'innombrables petites ulcérations *A* disséminées dans l'estomac et le duodenum, et des plaques *D* dans le jéjunum et l'iléon, quelques-unes ayant des ulcérations semblables à celles indiquées ci-dessus d'autres en plus grand nombre complètement détruites par un travail désorganisateur et se trouvant remplacées par des ulcérations d'un gris brunâtre, de même forme et de même étendue; 3.° liquide blanc grisâtre un peu moins abondant que précédemment, acquérant peu d'épaisseur dans le voisinage du rectum, où il était sous forme de magma composé de pellicules blanches; ganglions du mésentère un peu plus gonflés que précédemment.

La *rate* plus volumineuse, moins consistante que dans l'état normal.

Rien au *foie* ni aux *reins*.

Thorax. Les plèvres contiennent un litre de sérosité sanguinolente; quelques flocons pseudo-membraneux unissent la plèvre costale à la plèvre pulmonaire; le sang des gros vaisseaux est noir et fluide, le péricarde recèle un décilitre d'un liquide roussâtre, il présente aussi quelques traces de fausses membranes; les poumons fortement colorés et un peu gorgés, — les bronches saines contenant de la sérosité grise et fétide, la trachée d'un rouge violacé, exhalant une odeur de gangrène insupportable se trouve recouverte de mousse écumeuse, — larynx mêmes lésions.

L'encéphale n'a pas été examiné.

TROISIÈME NÉCROSCOPIE. — *Indications commémoratives*. — Jument, 8 ans, gris sâle, — le 1.er mai, diarrhée accompagnée de coliques, selles contenant le fluide blanc déjà tant de fois mentionné, mais ici mêlé avec des parcelles alimentaires, — le 5, les douleurs abdominales diminuent sans disparaître, — decubitus fréquent, — faiblesse, — gonflement des paupières, — œdèmes à la partie inférieure de l'auge, à la pointe du sternum et aux ars, — sueurs froides, — flux diarrhéique continuel très-fétide, — exténuation de faiblesse, — mort le 7, à huit heures du soir, — autopsie le lendemain, à cinq heures.

Infiltrations sous-cutanées jaunâtres.

Abdomen. Toujours épaississement avec coloration rouge fort faible et partielle de la muqueuse gastro-intestinale dans sa première moitié, — ulcérations gastriques beaucoup moins nombreuses que dans les exemples précédents, mais plus multipliées à l'origine du duodénum qui offrait d'ailleurs, à une distance d'environ un décimètre du pylore, une sorte d'éruption boutonneuse de la forme et de la dimension de forts pois : ces exanthèmes, au nombre de sept, étaient plus ou moins superficiellement colorés de teinte jaunâtre : trois étaient ulcérés au sommet qui était affaissé de manière à lui donner la forme ombiliquée : de leurs ouvertures s'échappaient des flocons celluleux provenant du tissu sous-muqueux, faisant hernie à travers la muqueuse détruite sur ce point : les quatre autres étaient parfaitement hémisphériques, et d'un tissu plein et homogène. Les plaques ulcérées *D* plus nombreuses, surtout vers la fin de l'iléon ; cœcum ayant en plus quelques marbrures d'un rouge sombre et des ulcérations assez multipliées. La partie cœco-gastrique du colon présentait des lésions plus graves : toute la folliculeuse avait une couleur nuancée d'un brun livide et de vert sombre, les petites ulcérations *G* s'y montraient fort abondamment, surtout en approchant du détroit : sa capacité recélait un fluide sanguinolent fétide, dans lequel on reconnaissait très-distinctement les parcelles blanches déjà trouvées dans l'intestin grêle ; les mêmes altérations diminuaient un peu dans la partie flottante du colon et dans le rectum.

Rate. Gonflée emphysémateuse, — *foie* ramoli.

Thorax. Poumons gorgés de sang ; gros vaisseaux et cœur remplis d'un fluide noir et épais ; membrane interne des ventricules, des oreillettes et de l'aorte, d'un rouge foncé.

Cerveau et prolongement rachydien ; rien de remarquable.

QUATRIÈME NÉCROSCOPIE. — *Indications commémoratives.* — Hongre, 10 ans, bai, châtain, — le 10 mai anorexie, profond abattement, le cheval se laisse tomber deux fois, le 13 et le 14, se relève chaque fois difficilement, regarde souvent son flanc droit, — conjonctives et buccale jaunes, — pas d'urines, — une seule déjection alvine dure et coëffée; — mort le 15, à neuf heures du soir, — ouverture le lendemain, à sept heures.

Abdomen. Mêmes lésions gastro-intestinales que dans la première nécroscopie; le foie d'un brun verdâtre extérieurement contient plusieurs foyers où sa substance se trouve réduite en bouillie noire, résultant d'une hémorragie parenchymateuse; les portions moins altérées de cet organe sont décolorées, fragiles à cassure granuleuse, comme lorsque l'organe à subi la cuisson.

Thorax. Caillots décolorés et volumineux dans les gros troncs circulatoires et le cœur, dont l'enveloppe contient un verre de sérosité rousse, tenant en suspension quelques grumeaux albumineux.

Centres nerveux. Substance encéphalique légèrement ramollie vers le mésencéphale, le renflement dorsal et dans la portion sacrée; injections sous-arachnoïdiennes.

CINQUIÈME NÉCROSCOPIE. — *Indications commémoratives.* — Jument, 3 ans 1/2, en *gourme :* atteinte de l'épizootie, le 17 mai, — morte le 23; après avoir indépendamment des symptômes propres à cette maladie, donné des signes d'affections de poitrine; — ouverture sept heures après la mort.

Désordres morbides presqu'en tout semblables à la deuxième autopsie; l'hydro-thorax présentait environ 6 litres de sérosité sanguinolente; fausses membranes et adhérences plus nombreuses que dans le cas précité, — poumon droit dans son tiers antérieur, atteint d'hépatisation grise et parsemée de tubercules crus : un foyer dans l'auge.

SIXIÈME NÉCROSCOPIE. — *Indications commémoratives.* — Jument, 4 ans, atteinte le 26 janvier des symptômes généraux de la maladie; éprouvant en outre des trépignements et les mouvements désordonnés caractérisant les douleurs abdominales, — de temps à autre la bête se campait pour uriner et poussait des hurlements plaintifs et prolongés, — hors des paroxismes, agitation des flancs, battements énergiques du cœur.—

pouls veineux le long de la jugulaire, — secousses convulsives intermittentes à la face, à l'encolure et au pourtour du poitrail et des épaules, — cet état continue avec peu de variation les jours suivants, — les 29 et 30, évacuations alvines claires et fréquentes; mais urines rares, d'un rouge foncé et rendues avec les efforts les plus douloureux : la faiblesse, l'exténuation se manifestent rapidement, et le surlendemain, 1.er février, l'animal succombe, vers neuf heures du soir,— autopsie le lendemain, à dix heures du matin.

Le tissu sous-cutané est sans infiltration.

L'abdomen présente comme presque toujours de la rougeur partielle et l'épaississement des parois de l'estomac et des intestins; il y a aussi mélangé dans le liquide que ces organes recèlent de myriades de parcelles blanches qui le rendent lactescent.—Les ulcérations, soit isolées, soit réunies par groupes, se remarquent dans les conditions invariablement indiquées jusqu'ici, — il existe en outre à un travers de main de l'orifice pylorique quatre grosses pustules, du volume d'un noyau de cerise, irrégulièrement distribuées à 2 ou 3 centimètres de distance : elles sont inégalement teintes extérieurement en jaune verdâtre, — l'une d'elle, la plus grosse est creusée à son sommet d'une cavité large de 5 à 6 millimètres, coupée à pic, ayant ses bords en relief et son fond traversant toute l'épaisseur des tuniques intestinales pour aller se terminer dans une fistule borgne, longue d'un demi centimètres, frayée entre les lames du mésentère; l'intérieur de ce conduit anormal est coloré par la bile et renferme quelques particules des matières chilifères intestinales : une autre pustule est aussi ulcérée, mais un flocon celluleux bouche en partie et surmonte la dépression qu'elle a subie, — les deux autres tumeurs pustuleuses sont *pleines* régulières et parfaitement hémisphériques.

Le foie ne présente rien à noter.

La rate est plus volumineuse, sensiblement ramollie.

Vers les *reins*, il y a accumulation considérable de sérosité jaunâtre gélatiniforme dans le tissus cellulaire ambiant; sur quelques points des foyers sanguins noirâtres se montrent,—les glandes urinaires ont acquis plus de volume ; leur substance est décolorée, ramollie, se déchire aisément, — le bassinet contient une mucosité filante parsemée de flocons sanguinolents,— il y a rougeur et épaississement de la muqueuse vésicale qui ne contient qu'une faible quantité d'urine épaisse et *briquetée*.

Rien à signaler dans les organes pectoraux et craniens.

SEPTIÈME ET HUITIÈME NÉCROSCOPIES.— *Indications commémoratives*. — Les deux observations suivantes sont moins complètes que celles que nous avons enregistrées jusqu'ici; elles sont relatives à deux jeunes chevaux pour lesquels nous avons été consulté, et que traitait un jeune vétérinaire plein de zèle et d'ardeur pour la science, aux yeux duquel ils avaient d'abord laissé quelque incertitude sur la nature du mal dont ils étaient atteints : l'hésitation provenait de ce que dans les autopsies, faites par notre confrère, des animaux morts précédemment de la même maladie, les lésions gastro-intestinales étaient restées inapperçues : son attention éveillée sur ce point, ne tarda pas à lui permettre de vérifier les caractères anatomiques qui lui ont été dépeints. Il eut plus tard l'obligeance de m'adresser les pièces qui avaient rectifié son premier diagnostic, et c'est l'une d'elles qui a été soumise à la Société centrale de médecine et qui unanimement a été reconnue comme offrant des lésions identiques à celles qui sont le cachet spécial de la fièvre typhoïde de l'homme.

Le premier des sujets précités mourut le 25 janvier, après treize jours de maladie, durant lesquels les symptômes des viscères digestifs, circulatoires et urinaires avaient dominé la scène morbide.

L'estomac et le duodenum sont les seules parties que nous ayons possédées : nous y avons rencontré de petites et nombreuses ulcérations dans le voisinage gastrique et intestinal du pylore : deux grosses pustules ulcérées assez semblables à celles décrites ci-dessus, existaient au commencement du duodenum : les plaques de *Payer* tuméfiées, injectées, offraient aussi des excavations ulcéreuses sur quelques-unes de leurs granulations phlogosées.

Le deuxième sujet succomba dix-sept jours après l'invasion de la maladie, qui présenta pendant son cours des signes de complications pulmonaires,—vers le neuvième jour, une grande amélioration faisait espérer qu'il allait entrer en convalescence, mais le mieux ne se soutint que pendant quelques jours, et une fin funeste déjoua cette espérance.

L'estomac et portion de l'intestin grêle furent aussi les seuls organes soumis à nos explorations qui nous devoilèrent des altérations semblables à celles qui viennent d'être énumérées : seulement les pustules duodénales étaient au nombre de cinq, disposées obliquement en chapelet , deux étaient ulcérées les autres conservaient intégralement leurs formes hémisphériques.

NEUVIÈME NÉCROSCOPIE. — *Indications commémoratives.* — Hongre, 3 ans et demi, — malade le 9 avril, — prostration et faiblesse croissante jusqu'au onzième jour; retour graduel à la santé jusqu'au 4 mai ; alors agitation intermittente, — la face grippée, — tension et sensibilité du ventre , — exténuation rapide, — mort le 6, — autopsie le lendemain.

Les parois abdominales à peine entamées laissent exhaler des produits gazeux infects qui font reculer les personnes présentes à l'ouverture, — après quelques minutes on reprend , et on découvre les désordres d'une péritonite aiguë, — environ 5 litres de sérosité sanguinolente d'une odeur repoussante et contenant quelques parcelles alimentaires, — des fausses membranes au diaphragme, vers les hypochondres et autres points : des taches rouges foncées ou noirâtres au mésentère, à l'épiploon et autres replis péritonéaux, qui ont éprouvé des déchirements et des délabrements tels qu'ils en sont devenus méconnaissables, —

le foie, la rate, les reins profondément altérés dans leur consistance et revêtus de concrétions pseudomembraneuses.

Examinés avec soin, l'estomac et les intestins, ont présenté des traces multipliées d'ulcérations, —l'une d'elles avait perforé de part en part le duodénum à un décimètre du pylore ; son ouverture était assez grande pour y faire passer une forte plume d'oie, à quelques centimètres plus loin, une autre ulcération plus étroite se faisait encore remarquer, mais une sorte de bouchon celluleux en obstruait l'issue, — ces perforations se rattachaient d'ailleurs à la formation des grosses pustules duodénales dont nous avons décrit ci-dessus quelques évolutions.

Les douze autres autopsies que nous avons faites reproduisent constamment, avec quelques variantes sans importance, les lésions intestinales et mésentériques qui se sont montrées si fatalement dans les observations précédentes. Les complications seules ont été très-variables et ont éclaté, tantôt du côté des viscères pectoraux, d'autres fois vers les organes urinaires, le foie ou tout autre point de l'organisme : mais nous avons hâte de couper court à de trop longues et trop fatigantes répétitions, et sans même essayer de donner, de ces dernières, une analyse restreinte ; nous nous déterminons à tracer en quelques mots le résumé de nos recherches anatomopathologiques sur l'affection dont nous avons esquissé les principaux traits.

Résumé des lésions nécroscopiques de l'épizootie typhoïde.

On doit considérer comme invariable et comme constituant le cachet anatomique du mal, le travail morbide subi par les follicules muqueux de l'estomac et des intestins.

Ces petits organes appartiennent à trois catégories distinctes : 1.° les glandules mucipères solitaires ; 2.° les glandules de *Brunner* ou duodénales ; 3.° les glandules agminées ou plaques de *Peyer*.

Follicules solitaires. — C'est à la première de ces trois catégories qu'il faut rapporter les petites ulcérations mentionnées dans toutes les autopsies signalées ci-dessus, de forme ronde ou oblongue, ayant une largeur de un à deux millimètres, des bords nettement découpés, mais sans relief sensible, au-dessus de la surface de la muqueuse, reflechissant, dans le fond de leurs concavités, une nuance d'un gris brunâtre, résultant d'une injection vasculaire très-fine, apercevable seulement à l'aide de verres amplifiants.

Ces petites solutions de continuité semblent être le résultat de la destruction des follicules solitaires; elles intéressent une grande partie de l'épaisseur de la membrane muqueuse et ne paraissent pas être précédées d'aucune forme exanthématique, mais seulement d'un gonflement considérable du corps de la muqueuse, qui double, triple, quadruple, sextuple, et va même jusqu'à décupler son volume normal : tout porte à croire que ctete augmentation d'épaisseur est due à la grande tuméfaction acquise par les innombrables organules mucipares qui entrent dans la composition de la tunique interne gastro-intestinale, tuméfaction à laquelle participent plus ou moins les tissus ambiants et sous-jacents, mais sans se traduire par des inégalités ou des granulations à la surface libre de la tunique : une quantité très-variable de ces follicules tuméfiés se détache et laisse de petites plaies ulcéreuses, tantôt rassemblées en grand nombre, tantôt disséminées çà et là à de grandes distances et comme jetées au hasard; quant à leur siége, on les rencontre partout, mais particulièrement vers le sac droit de l'estomac, au pourtour du pylore, dans les premières et dernières portions de l'intestin grêle, dans le cœcum et dans la région cœco-gastrique du colon.

Glandules duodénales.— Les altérations des glandes de *Brunner* se manifestent d'abord sous forme de tumeurs hémisphériques, d'un volume qui varie entre celui d'un fort pois et celui du bout du petit doigt, elles sont lisses, fermes, souvent maculées d'un jaune verdâtre vers le sommet, comme si elles avaient été teintes à la superficie par une matière colorante : elles sont peu nombreuses, nous les avons rencontrées variant de deux à neuf, toujours placées dans les deux ou trois premiers décimètres du duodenum ; elles manquent même parfois, puisque sur 21 cas elles ont été absentes 9. Vues dans un état plus avancé, ces grosses pustules sont ombiliquées au centre, d'où s'échappe une escarrhe floconneuse qui laisse après sa chûte un ulcère profond à bords épais, inégaux, frangés, dont l'excavation est irrégulière et tomenteuse : dans les évolutions ultérieures, elles s'élargissent dans le pourtour de leurs bases, la fonte ulcéreuse, ronge de plus en plus dans la circonférence et dans la profondeur, de manière à en constituer des bouches béantes, orbiculaires, à lèvres plus ou moins relevées, renversées et décollées: non-seulement le tissu sous-muqueux est alors disparu, mais la tunique musculaire a subi elle-même la fonte putrilagineuse, et la perforation s'étend et dépasse même parfois la lame peritonéale de l'intestin. Dans trois cas, ce dernier phénomène nous est apparu; dans le premier cas relaté ci-dessus, l'ouverture pénétrait dans la duplicature mésentérique; dans le second, une escarrhe interceptait encore toute communication en dehors de l'intestin; enfin, dans le dernier, signalé aussi dans les observations précédentes, l'issue était libre et avait livré passage aux matières chimeuses fluides contenues dans le tube digestif.

Glandules de Peyer. — Il est plus facile de constater et de suivre les lésions des follicules agminés, dont les dispositions par groupes attirent plus aisément l'attention de l'observateur; on les rencontre sous divers états, ayant une forme oblongue ou obronde et longeant l'intestin grêle du côté opposé à l'insertion du mésentère ; dans l'état qu'on peut considérer comme le début, ils constituent des plaques épaisses, saillantes de un à cinq millmètres, de consistance plus ou moins molle, d'un ton de couleur blanc mat, sur lequel se détachent des granulations roses, tirant parfois sur le brunâtre : ces granulations font relief de manière à rendre la surface de la plaque comme mamelonnée: en les incisant on reconnaît qu'elles sont formées par la uméfaction ou le boursoufflement homogène et finement injectées du corps de la muqueuse et du tissu cellulaire sous-muqueux. Dans quelques sujets et alors que le travail pathologique paraît plus avancé, nous avons trouvé deux, trois ou quatre glandules mucipares du centre de chaque plaque malade, surmontées d'une sorte de cône tronqué de matière jaune, ferme, résistante, élastique, implanté dans l'épaisseur de la muqueuse intestinale.

La destruction ulcéreuse de cette catégorie de follicules s'opère de plusieurs manières; parfois, le ramollissement s'empare de toute la plaque, qui s'enlève au moindre frottement comme si elle était réduite en une substance pultacée; d'autres fois, la fonte putrilagineuse se produit isolément dans quelques-uns des follicules qui concourent à former les groupes portant le nom de Peyer, cela arrive particulièrement dans le cas de formation ou de dépôt de la matière jaune dont il vient d'être parlé : alors on voit que les petites ulcérations semblent gagner et se confondre pour désorganiser en détail et successivement, chaque collectivité de glandules agminés.

Les bords des plaques ulcérées sont tantôt amincis, d'autres fois plus ou moins relevés et irrégulièrement découpés; le plus ordinairement, une injection vasculaire les circonscrit; le fond lisse ou anfractueux est d'un gris rosâtre, brunâtre ou bleuâtre, constamment plus foncé que la muqueuse non altérée, il repose dans l'épaisseur du tissu sous-muqueux, dans la tunique musculeuse et même parfois dans le tissu sous-séreux; nous n'avons jamais observé toutefois, que la lame péritonéale ait été atteinte; en d'autres termes, nous n'avons pas vu que pour cette catégorie de glandules mucipares, il y ait eu perforation.

Toutes les glandes de Peyer ne sont pas morbidement altérées dans l'affection typhoïde du cheval, quoiqu'invariablement et dans tous les cas plusieurs de ces organules se trouvent frappés des caractères anatomiques que nous venons de faire connaître; ordinairement le mal ne se révèle que sur 6, 8, 10 ou 12 des plaques du jéjunum ou de l'iléon, quelquefois nous en avons compté jusqu'à 30 ou 35; nous n'en avons pas rencontré en nombre moindre de trois ou quatre, mais leur altération est toujours restée inséparable de l'état maladif des autres ordres de follicules que nous avons décrit ci-dessus.

Membranes intestinales. — Indépendamment des trois sortes de lésions qui viennent d'être décrites et qui attaquent un élément de la composition anatomique de la muqueuse intestinale, divers points plus ou moins membreux et circonscrits de cette membrane éprouvent une altération beaucoup plus générale et qui consiste dans l'hypertrophie de son tissu propre: le gonflement que les parois intestinales subissent, leur fait acquérir, commet nous l'avons déjà dit, une épaisseur variant du double au décuple, de celle qu'elle possède à l'état physiologique; c'est vers l'estomac que ce phénomène est plus prononcé et il diminue en général très-insensiblement en s'approchant du cœcum, audelà duquel il se propage ordinairement, pour ne disparaître que dans la portion libre du colon, où il s'étend même parfois.

La face libre de la tunique folliculeuse est d'un blanc mat, sur lequel des accidents irréguliers rares ou multiples de coloration viennent se dessiner sous forme de marbrures, de vergetures, d'arborisations, roses, rouges, violettes ou ardoisées.

Par sa face adhérente, la même membrane se lie plus intimement que dans l'état de santé, avec la couche cellulaire sous-muqueuse qui partage d'ailleurs la grande tuméfaction qu'elle a subie : l'hypertrophie pénètre souvent jusque dans les fibres de la tunique musculeuse et s'étend même, dans quelques circonstances, au sein du tissu sous-séreux, en sorte que presque toutes les enveloppes successives qui composent l'intestin, participent à ce travail morbide.

Sécrétion intestinale. — La matière blanche, nacrée, grumeuse, délayée si abondamment et si constamment dans le liquide ou pulpe contenus dans le conduit intestinal, constitue-t-elle des débris de l'épithelium ? ou bien résulte-t-elle de la sécrétion altérée des glandules mucipares malades ? ou enfin ne serait-elle que le produit de leur destruction totale ou partielle ? c'est ce qu'il serait difficile d'établir péremptoirement : peut-être même ces trois causes concourent-elles à la former ? dans tous les cas, nous supposons que sa source la plus féconde réside dans l'hypter-sécrétion folliculeuse.

Ganglions mésentériques. — Dans les points correspondants des lésions intestinales, les ganglions lymphatiques se montrent gonflés, injectés, reflèchissant une couleur rose, striée de rouge ou comme marbrée de pourpre et de brun : souvent ils sont friables et ramollis.

Bouche, arrière-bouche, œsophage. — Nous avons été en situation de reconnaître que les lésions des follicules n'étaient pas concentrées exclu ivement dans les voies gastro-intestinales ; trois fois sur vingt-un, nous avons trouvé les cryptes muqueux de l'arrière-bouche, des parties latérales de la base de la langue, du pharynx ou de l'œsophage, très-manifestement tuméfiés ou ulcérés.

Rate. — L'organe splénique est souvent resté sain ; il a été vu quelquefois double de son volume ordinaire, ramolli même, mais plus rarement, emphysémateux.

Foie. — On le rencontre, dans un quart environ des autopsies, tantôt décoloré, friable, d'autres fois hypertrophié, ou encore, presque désorganisé par de vastes foyers de sang noir à demi coagulé.

Reins et organes génito-urinaires. — Sur un cinquième des chevaux typhoïques, de graves désordres se sont montrés vers les glandes urinaires : leur tissu ramolli, décoloré, se déchire avec la plus grande facilité ; ces glandes ont subi un accroissement remarquable de volume qui les rend double ou triple de l'état normal ; le bassinet plus ample, porte des traces de phlogose et contient un liquide sanguinolent et mêlé de mucosités filantes : le tissu cellulaire graisseux qui entoure ces organes est aussi infiltré et comme noyé de sérosité rousse et de sang noir accumulé dans des sortes de foyers ; chez un petit nombre de sujets, ces altérations sont poussées si loin que les reins ne forment plus qu'une masse diffluente inextricable. La vessie offre, en outre, des traces de rougeur et de tuméfaction.

Organes de la respiration.— Dans près de la moitié des cas, des désordres pulmonaires apparaissent à la nécroscopie, ils consistent, depuis la simple congestion, jusqu'à l'induration plus ou moins avancée et étendue, accompagnés ou non d'épaississement des plèvres, de fausses membranes et d'hydrothorax.

Organes de la circulation. — Les signes qui caractérisent la péricardite, l'endocardite et l'hydropéricarde, ont été observés dans près d'un quart des victimes de la maladie.

Etat du sang. — Les émissions sanguines obtenues dans le cours de l'affection démontrent que le sang a éprouvé des changements dans quelques-unes de ses propriétés physiques ou chimiques : il paraît plus fluide, se coagule plus lentement et forme des caillots relativement plus petits, qui ne sont pas surmontés de couenne inflammatoire; le serum est aussi proportionnellement plus abondant.

Après la mort, on trouve les gros troncs vasculaires obstrués de caillots sanguins, paraissant avoir subi du retrait et flottants, pour ainsi dire au milieu de la sérosité rousse délaissée par la coagulation : des marbrures , diversement diaprées de jaune et de rouge plus ou moins vif se font remarquer dans les solidifications sanguines.

Encéphale et moelle épinière. — Les centres nerveux n'ont que très-rarement, donné occasion de noter de l'injection et un peu de ramollissement sur quelques-uns de leurs points, et parfois de relater une surabondance de sérosité dans les mailles sous-arachnoïdiennes.

Comparaison anatomo-pathologique de la fièvre typhoïde de l'homme et de l'affection typhoïde du cheval.

Si nous nous en référions au petit nombre d'examens comparatifs qu'il nous a été possible de faire entre les pièces nécroscopiques portant le cachet typhoïde et provenant de l'espèce humaine avec celles correspondantes de l'espèce chevaline, nous trouverions quelques différences notables entre les unes et les autres : ainsi, d'après notre appréciation, basée sans doute sur un trop petit nombre de faits, les signes de phlogose de la muqueuse intestinale de l'homme seraient à la fois plus fréquents et plus intenses que ceux de la même muqueuse chez le cheval ; mais d'un autre côté, l'hypertrophie de celle-ci qui augmente considérablement son volume, établit une dissemblance des plus prononcée avec celle-là et masque en partie les phénomènes morbides qui s'accomplissent dans les diverses catégories de follicules qui, toute proportion gardée, restent bien moins saillants au-dessus de la surface intestinale dans le quadrupède, que dans la race humaine. Toutefois, il n'y a rien de fondamental dans ces remarques, relatives seulement à des points fort secondaires, et ce qu'il y a de réellement essentiel ou de capital dans les caractères anatomiques du mal, reste évidemment concentré dans les cryptes folliculeux et demeure identique dans l'une et l'autre espèce.

Nous devons ajouter que du côté des ganglions mésentériques il y a aussi moins de constance et de développement phlegmasique dans le cheval que dans l'homme : cela tient peut-être à la rapidité de la marche de la maladie thypoïde hippique qui tue promptement et en quelques jours ? du moins avons-nous observé que les lésions de ces ganglions étaient plus prononcées quand la mort survenait plus tardivement.

Considérée par rapport aux diverses complications qui aggravent le cours de l'affection et aux traces qu'elles laissent sur le cadavre, l'analogie se soutient de manière à constater de rechef qu'elle obéit dans l'homme et le cheval aux mêmes lois pathologiques.

Etiologie. — Saisir dans des êtres placés à une aussi grande distance dans l'échelle animale que l'homme et le cheval, le degré de similitude des phénomènes morbides complexes, mobiles et insidieux, pour démontrer qu'une maladie identique leur est commune, était une tâche qui dépassait tellement nos forces, que nous ne l'eussions jamais entreprise si des esprits supérieurs n'avaient déjà préparé le monde médical à accueillir sans étonnement et sans résistance les preuves d'un fait de pathologie comparée aussi capital ; nous espérons grâces à ces heureuses dispositions que dans les détails arides qui précèdent on aura pu reconnaître que l'épizootie que nous avons décrite, présente bien réellement les caractères symptômatiques et anatomiques qui distinguent la fièvre typhoïde de l'homme. C'est en nous appuyant de cette encourageante croyance que nous allons poursuivre la question sous une autre de ses faces, celle de la coïncidence du developpement de l'affection typhoïde sur les populations humaine et chevaline.

Nous avons dit que divers observateurs, sans ajouter d'ailleurs aucune importance à ce rapprochement, avaient déjà mentionné l'existence contemporaine de l'épidémie et de l'épizootie typhoïdes : des recherches d'érudition médicale faites dans le même sens, augmenteraient sans doute le nombre de pareils témoignages ; mais une pareille étude rétrospective ne conduirait qu'à des données vagues et propres tout au plus à assoir quelques présomptions incertaines : nous préférons restreindre le champ de nos explorations aux faits locaux qui se sont déroulés sous nos yeux, mais qui présentent l'avantage incontestable d'une grande précision, et d'une facile et prompte vérification.

Dans les trois périodes épizootiques que nous avons signalées comme ayant frappé l'arrondissement du chef-lieu du Nord, indépendamment des souvenirs qui rattachent celle de 1825, à la co-existence de la fièvre typhoïde de l'homme, les registres des hôpitaux et hospices de la ville de Lille en relatent encore des preuves irrécusables.

En 1841, la simultanéité d'action de l'affection typhoïde

régnant tout à la fois épidémiquement et épizootiquement est encore mieux démontrée par les vides qu'elle a produit dans la garnison et dans la population civile, lesquels se sont traduits par un accroissement de la mortalité.

Les chiffres des décès ont été en effet à Lille :

En 1839 de	2,383;
1840	2,449;
1841	2,516;
1842	2,360;
1843	2,322;
1844	2,179.

D'où résulte pour l'année 1841, sur la moyenne des cinq années qui l'ont précédées ou suivies, un excédant de mortalité attribuable à la fièvre typhoïde, égal à 178 c'est-à-dire d'environ 8 p. 0/0 ou un treizième.

Enfin, en dernier lieu, le foyer morbide ayant son centre au milieu des agglomérations contiguës de Roubaix et de Tourcoing, laisse encore des traces trop douloureuses pour que la moindre incertitude puisse se montrer sur la concomitance de l'affection épizootique typhoïde de l'espèce chevaline, avec la fièvre typhoïde de l'espèce humaine. Ainsi la fermeture du collége de cette dernière ville pour cause d'invasion typhoïque ; le deuil que portent encore une multitude de familles des deux métropoles manufacturières du Nord, par les effets de la même maladie, en sont d'irrécusables témoignages.

A Lille même, où la maladie n'est apparue que sous forme sporadique et avec une très-remarquable bénignité, le tableau de la mortalité pour 1852, qui indique pour la première fois la cause de chaque décès ; porte le nombre des victimes de la fièvre typhoïde à 52, ce qui accuserait, d'après l'estimation approximative d'une perte sur 30 cas morbides, environ 1500 malades ; chiffre représentant la cinquantième partie de la population, qui concorde exactement avec celui que nous avons signalé au début de notre travail comme figurant dans l'affection typhoïde qui a sévi sur l'espèce chevaline du chef-lieu du Nord.

L'ensemble de ces considérations tendrait à faire admettre, non seulement que le même mal est susceptible d'atteindre la race humaine et la race chevaline, mais encore qu'il se produit en même temps sur les deux espèces, ce qui, comme corollaire, ferait supposer qu'il est dû aux mêmes causes agissant simultanément sur l'homme et sur le cheval.

Sous ce rapport les investigations étiologiques se contrôleraient donc mutuellement dans l'une et l'autre espèce et se renfermeraient forcément dans les conditions d'existence commune à toutes deux : malheureusement ce rapprochement constitue un moyen d'élucidation insuffisant pour soulever le voile qui couvre la source d'où découle la généralité des deux affections épidémique et épizootique et tout le pouvoir de la science se réduit à enregistrer quelque résultats principaux d'observations qui jettent bien peu de jour sur un sujet si difficile.

La simple exposition des faits recueillis relativement à l'affection typhoïde du cheval suffira pourtant pour constater combien encore ici elle a de liaison avec celle de l'homme.

Tous les vétérinaires qui l'ont décrite sous son véritable nom, ou sous une autre dénomination, font connaître que les jeunes chevaux y sont plus exposés que les vieux ; toutefois nous ne sachons pas qu'aucune statistique ait été publiée sur ce point. Voici les chiffres relevés dans les notes de clinique tenues par nous, concernant les épizooties de 1841 et 1853.

Le nombre d'animaux soumis à nos soins a été en tout de 175 :

Dont 34 de 3 ans ; 67 de 4 ans ; 45 de 5 ans ; 22 de 6 ans ; 5 de 7 ans ; 2 de 8 ans.

Une autre cause prédisposante, de l'avis unanime de tous les auteurs, consiste dans le défaut d'acclimatation ; ce sont en effet les jeunes chevaux, qui subissent l'importation, ou qui viennent d'être transplantés d'une contrée dans une autre, qui en sont en plus grand nombre et le plus gravement atteints, nous avons vu des convois amenés de l'étranger par les marchands et composés de 20, 30 et 40 chevaux, être, dans le court délai d'une à deux ou trois semaines, tous sans exception atteints de l'épizootie typhoïde. Chez les cultivateurs ou industriels, elle se déclare presque constamment sur des sujets récemment admis dans l'exploitation : enfin, ce n'est que dans de rares exceptions qu'elle frappe sur les attelages aguerris de longue main au régime et aux travaux qui leur sont habituellement départis.

L'influence de certaines conditions atmosphériques sur l'apparition de l'affection typhoïde, ne saurait être mise en doute quand on constate qu'elle n'est jamais survenue sous une forme générale, qu'après des pluies diluviennes qui ont imbibé le sol et occasionnées de vastes inondations : aucun renseignement précis ne reste pour bien caractériser la constitution atmosphérique des années épizootiques de 1825 et 1841, mais grâce aux travaux météorologiques de notre honorable collègue M. Meurein, nous pouvons relater que dans les quatre derniers mois de l'année 1852, époque des débuts de la plus récente épizootie, il est tombé, à Lille, 411 millimètres de pluie, alors que dans le même espace de temps l'évaporation n'a été que de 162 millimètres, d'où résulte un excédant d'eaux pluviales de 249 millimètres ; ajoutons que les vents dominants ont été du sud et sud-ouest (90 jours sur 120), que la température moyenne a été de 10°,9 centigrades limités entre les maxima et minima 24°,8 et 2°,2 ; et qu'enfin, le canal de Roubaix, réceptacle des immondices et des résidus liquides qui s'écoulent de tous les points de la ville, est la source d'abondantes émanations éminemment insalubres. N'y aurait-il pas dans le concours de toutes ces circonstances une puissance pathogénique assez active pour avoir été la cause efficiente du foyer épidémique et épizootique que nous avons signalé ? C'est une hypothèse que nous croyons très-rapprochée de la vérité.

Il est une autre question étiologique qui laisse prise à l'observation ; c'est celle de déterminer si elle est ou non contagieuse. On conçoit que pour la résoudre, il est indispensable de recueillir un grand nombre de faits ; ceux que nous possédons ne sont pas assez multipliés pour amener une conclusion péremptoire sur ce grave sujet ; nous allons pourtant les analyser rapidement ici, parce que réunis à ceux rassemblés par d'autres vétérinaires, ils pourront concourir à éclairer quelques-uns des termes du problème.

Nous mentionnerons d'abord, que parmi les nombreux cas d'affection typhoïde qui se sont déroulés successivement sous nos yeux, soit sporadiquement, soit épizootiquement, pas une seule récidive n'a été rencontrée ; aussi penchons nous à croire qu'il faudra ultérieurement ranger cette maladie dans la classe de celles qui n'attaquent qu'une seule fois durant le cours de leur existence les individus de chaque espèce de la série animale.

Dans son envahissement sur la race chevaline, la maladie affecte une marche qui n'offre rien d'uniforme : le plus ordinairement elle frappe çà et là, un ou deux sujets de la même écurie, en laissant les autres dans la plénitude de la santé : les exemples non suivis d'effets fâcheux de cohabitation temporaire ou permanente de chevaux sains avec des chevaux attaqués de l'épizootie sont en très-grand nombre et tendraient à faire refuser au mal la funeste propriété d'être transmissible, si des observations d'un autre ordre ne venaient rendre douteuse cette conclusion trop précipitée. Les faits, dont la relation va suivre constatent en effet, que dans certaines occurences, l'épizootie agit avec une telle rigueur, que peu ou point des animaux qui en subissent le contact et qui se trouvent dans des conditions spéciales, n'échappent à ses atteintes.

PREMIER FAIT.—M. C...., marchand de chevaux à Rouen, conduisait un convoi de 26 chevaux achetés en Allemagne : la maladie se développa en route et atteignit successivement tous les animaux, sans exception, qui le composaient.

A son passage à Lille, un cheval avait déjà succombé ; deux

autres eurent le même sort et tout le convoi, qui resta deux jours en cette ville, en était gravement attaqué ; cependant les écuries occupées par lui, servirent immédiatement après son départ, pour des chevaux aguerris aux rudes travaux de roulage et dont la santé n'éprouva ultérieurement aucune altération.

DEUXIÈME FAIT. — Ayant acheté 16 chevaux dans le nord de l'Allemagne, avec le précédent, M. G..., marchand près de Lille, les fit placer, à son arrivée, dans deux écuries de son établissement : tous y subirent la maladie, sans que vingt autres parfaitement acclimatés et qui occupaient d'autres locaux voisins en fussent atteints.

TROISIÈME FAIT. — Nous avons vu aussi les convois des jeunes chevaux provenant de Hollande et du Hanovre ; de MM. S.... et C..., également marchands, convois composés, le premier de 30, et le second de 18 chevaux, être tous aussi la proie de la maladie.

QUATRIÈME FAIT. — M. J. B. L...., cultivateur, propriétaire à Ronchin, possédait 9 chevaux et un poulain : 8 se trouvaient logés dans une écurie où la maladie se déclara ; tous en furent attaqués : le cheval placé séparément et le poulain également isolé, dans une petite écurie, furent seuls préservés.

CINQUIÈME FAIT. — L'épizootie se déclara chez M. D...., maître de poste à Armentières : le premier cheval atteint fut immédiatement séparé des chevaux sains ; il en fut de même de trois autres, qui furent pris de la même maladie plus tard : le restant des 72 chevaux de l'établissement, parmi lesquels s'en trouvaient de jeunes, très-récemment admis au service de la poste, n'éprouva aucun dérangement dans la santé.

SIXIÈME FAIT. — Dans deux fermes, celles de MM. D...., et M...., l'une de cinq et l'autre de quatre chevaux, il y eut dans chacune une immunité lors de l'invasion de la maladie ; l'une et l'autre se rattachaient à des chevaux placés isolément dans des écuries séparées.

SEPTIÈME FAIT. — G. H. laisse en cohabitation, pendant une visite de 5 jours qu'il fit à son frère, un jeune et beau cheval de cabriolet, avec des poulains et chevaux d'attelage en proie à la maladie. Après son retour, celle-ci se déclara sur la monture de M. G. H. dans le bref delai de deux fois 24 heures et suivit son cours habituel avec beaucoup d'intensité.

Assurément, les conséquences à tirer des observations que nous venons d'enregistrer, ne cadrent pas avec celles des observations qui les ont précédées, et tout en reconnaissant que dans la généralité des cas, l'affection ne se communique pas d'un animal malade à des animaux sains, ce moyen de communication paraît pourtant vraisemblable dans certaines circonstances données, telles que celles d'émigration en troupes nombreuses, durant la saison pluvieuse et par l'effet de marches plus ou moins longues ou pénibles, le défaut d'acclimatation, le rassemblement dans les mêmes écuries d'un nombre trop considérable de jeunes sujets ayant été exposés d'ailleurs aux causes occasionnelles que nous avons fait pressentir ci-dessus, etc.: alors, nous concevons que le mal puisse peut-être se gagner par voie d'infection, mais nous n'admettrions cette supposition qu'autant que des invesgations multipliées et nouvelles viendraient l'appuyer et lui donner plus de consistance.

Traitement. — Dans une affection multiforme dont les symptômes sont complexes, mobiles et diversifiés, et dont les caractères nécroscopiques essentiels, restés méconnus ou mal interprêtés, n'ont pas permis d'acquérir la notion précise du siége et de la nature du mal, on devait s'attendre à beaucoup de dissidence, sous le rapport des méthodes curatives, destinées à en combattre les effets ; toutefois le sens pratique et l'observation clinique, ont rectifié la divergence des points de départ théoriques et ramené à une sorte d'uniformité la thérapeutique de la maladie dont il s'agit.

Ainsi on s'accorde généralement à reconnaître que même dès le début de l'épizootie, les émissions sanguines trop abondantes et trop multipliées conduisent à de désastreux résultats : cependant, il ne faudrait pas en conclure que la saignée dut être écartée d'une manière absolue ; loin qu'il en soit ainsi, on en tire des avantages incontestables pourvu qu'on en fasse usage avec une sage discrétion et conformément aux indications que chaque cas spécial peut présenter : ce qu'il importe de constater, c'est qu'avec son cachet adynamique ou ataxique, le mal est promptement suivi d'une prostration dangereuse que la prudence commande de ne pas rendre fatale par des déplétions vasculaires inconsidérées : nous pouvons citer un exemple qui témoigne de l'influence que peut exercer l'abus de la saignée sur l'issue de la maladie : de 42 chevaux achetés sur les mêmes foires, et ayant partagé le même régime, les mêmes fatigues et la même habitation, 26 furent soumis à des émissions sanguines réitérées qui devaient, espérait-on, juguler l'affection ; la mortalité frappa sur 17, tandis que les 16 autres chevaux traités avec un ménagement parcimonieux sous le rapport du même moyen thérapeutique ne fournirent que 3 victimes.

La diète, les boissons délayantes, composées de graines farineuses concassées ; les décoctions mucilagineuses de graine de lin, ou de feuilles de mauve, auxquelles on ajoute des acides végétaux, de faibles doses de nitre et qu'on édulcore avec le miel ou la mélasse ; les lavements émollients ; les électuaires gommeux, acidulés par la crême de tartre, ont presque toujours été prescrits et employés en nombre et en proportions diverses et presque toujours ils ont produit des effets favorables.

Ces médications, plus expectantes qu'actives ne préviennent pas toujours les phlegmasies sympathiques qui se fixent sur des organes divers et viennent accroître les chances fâcheuses que présente naturellement la maladie : ces complications doivent attirer toute l'attention du praticien et le déterminer à les combattre par les moyens que l'expérience a fait connaître comme les mieux appropriées à chacune d'elles.

Les désordres des fonctions circulatoires et particulièrement du cœur sont-ils dominants? Il convient de recourir aux agents thérapeutiques reconnus comme jouissant de propriétés modératrices sur l'organe central de la circulation : nous avons personnellement obtenu d'heureux effets sous ce rapport de l'emploi des feuilles de digitale pourpre, réduites en poudre et administrées à la dose de 4 à 5 grammes par jour, incorporées dans du miel.

L'inflammation a-t-elle retenti du côté des viscères pectoraux et se décèle-t-elle par la toux, l'agitation des flancs et tous les signes que fournissent la percussion et l'auscultation? C'est alors que les bechiques adoucissants, les espèces dites pectorales doivent être mis à contribution et suivant les exigences du cas, se combiner avec la saignée; mais on ne saurait compter dans cette circonstance sur l'efficacité des moyens révulsifs habituellement employés contre les affections de poitrine. Presque tous les vétérinaires qui, sous des dénominations variées ont décrit la maladie, signalent les suites de l'application des sétons comme des plus fâcheuses : ils provoquent des engorgements œdémateux considérables, qui résistent à la fonte suppurative, laissent suinter une sérosité limpide, roussâtre ou jaunâtre et se terminent souvent par la gangrène : Les vésicatoires déterminent aussi parfois des accidents semblables et occasionnent en outre aussi des effets nuisibles sur les organes urinaires. Ces deux moyens doivent donc être proscrits de la curation de la maladie typhoïde.

Ils n'en est pas de même des synapismes qui sont exempts des inconvénients qui viennent d'être signalés : nous avons eu presque toujours à nous louer des secours que nous en avons obtenus pour opérer de fortes et vastes révulsions à la peau : nous les plaçons à la face inférieure du thorax et de l'abdomen sur une étendue de 1/2 à 3/4 de mètre carré, à l'aide d'un cataplasme de graine de lin recouvert d'une couche de moutarde renouvelé tous les douze heures.

La complication porte-t-elle sur la néphrite? on maintient sur les lombes des sachets imbibés de décoctions mucilagineuses et adoucissantes élevées et maintenues à la température de 32 degrés ; on expose l'abdomen à des bains de vapeur abondants et réitérés ; on fait usage de tisanes de pariétaire, de mercuriale ou de toute autre espèce de diurétiques sédatifs.

Quand des phénomènes d'angine se produisent, on a recours aux cataplasmes émollients sur la gorge, aux fumigations aqueuses et aux gargarismes ; on enveloppe la région malade avec une peau d'agneau et on se comporte comme lorsque l'affection dont il s'agit est essentielle.

Les symptômes cérébraux n'offrent que bien rarement des indications spéciales à remplir, et sont efficacement combattus par le traitement général de la maladie ; toutefois dans quelques circonstances, ils réclament d'être calmés par des imbibitions d'eau froide ou même de glace pilée sur la région cranienne.

Dans les complications d'hépatite et de splénite, il y a constamment tant d'obscurité séméiologique qu'il en résulte une quasi impossibilité de modifier les moyens curatifs de manière à satisfaire ce qu'elles reclameraient spécialement si elles avaient été reconnues pendant la vie : dans l'hypothèse où elles auraient été diagnostiquées dans le cours du mal, ce serait à l'application de la thérapeutique particulière à chacune de ces affections qu'il faudrait pourtant recourir.

Les accidents gangréneux qui surviennent à la périphérie du corps, soit par l'effet naturel du mal, soit à la suite de sétons, de vésicatoires ou de toute autre irritation artificielle de la peau, exigent pour en écarter les éventualités funestes, des moyens appropriés, promptement et assiduement employés. Les scarifications, la pénétration des cautères chauffés à blanc, dans l'épaisseur de la tumeur, ont été souvent conseillés, mais ont rarement arrêté le gonflement œdémateux qui précède le sphacèle ; nous leur préférons de beaucoup les lotions froides et antiseptiques d'eau chloruré dont l'usage persévérant favorise la formation et la séparation sous forme d'escarrhe, des tissus mortifiés.

Nous avons, sans beaucoup de succès, essayé de combattre l'épiphénomène dysentérique, qui accompagne parfois la maladie, par la décoction de têtes de pavot blanc, l'ergot de seigle à la dose de 3 à 4 grammes en suspension dans de l'eau de riz, les lavements d'amidon, etc.

La perforation intestinale dont le travail reste obscur et inaperçu n'a pu recevoir de médication spéciale : que pourrait-on d'ailleurs opposer à une lésion dont les conséquences sont forcément mortelles ?

Quand surmontant tous ces dangers divers, l'animal malade entre en convalescence, des soins et des ménagements lui sont encore indispensables : on doit éviter de satisfaire prématurément son appétit renaissant; ne lui donner que des aliments légers et d'une facile digestion; régler l'exercice ou le travail avec le rétablissement des forces; le placer dans de bonnes conditions hygiéniques relativement à l'habitation, à la température et à la pureté de l'air : on ne doit pas oublier que c'est à l'aide de semblables prescriptions qu'il est possible de prévenir des rechûtes toujours fâcheuses et souvent funestes.

Enfin, comme mesure préventive, nous croyons prudent d'isoler les animaux sains des animaux malades, toutes les fois que l'affection sévit avec intensité et qu'il s'agit d'attelages jeunes, d'importation de fraîche date, non encore complètement acclimatés ou rompus aux rudes travaux agricoles ou industriels.

CONCLUSIONS. — Il ressort des faits exposés dans ce travail :

1.° Que depuis vingt-huit ans il y a eu, pour ce qui concerne le département du Nord, une corrélation constante entre l'existence soit épidémique, soit sporadique de la fièvre typhoïde de l'homme, avec une autre affection grave de l'espèce chevaline dont le règne a suivi une marche correspondante et s'est montré tantôt épizootique, d'autres fois sporadique.

2.° Que les phénomènes séméiologiques de l'une et de l'autre de ces affections sont toujours restés liés par une très-étroite analogie.

3.° Que la même similitude a été observée relativement aux prodrômes, à la succession des symptômes, aux complications et aux terminaisons diverses que les deux maladies ont fait surgir sur la race humaine et sur le cheval.

4.° Que sous le rapport anatomopathologique, elles se caractérisent toutes deux par des altérations suivies d'ulcérations des follicules muqueux de l'estomac et des intestins, avec engorgement consécutif des ganglions mésentériques, tellement similaires, qu'eu égard à la différence d'organisation des deux espèces, elles pourraient être considérés comme identiques; en outre de ces lésions, qui sont fixes et primitives, il s'en manifeste d'autres secondaires et très-variables, qui conservent dans la forme qu'elles revêtent la même ressemblance.

5.° Que les faibles notions acquises sur l'étiologie de chacune des deux affections continuent de prouver au moins leur intime liaison, sinon leur unité de principe.

6.° Que le même parallélisme poursuivi dans la voie thérapeutique et prophylactique donne des résultats parfaitement concordants avec ceux qui viennent d'être énoncés.

Toutes ces propositions pourraient se résumer par la formule suivante, que seul l'avenir pourra consacrer comme l'expression d'une vérité de médecine comparée.

L'homme, le cheval, et probablement d'autres animaux, sont susceptibles de contracter la maladie typhoïde, qui leur devient ainsi, sinon commune au même titre que la rage, la morve, le charbon, le cowpox, du moins d'une nature si voisine, que toute distinction bien tranchée relativement à leur identité pathogénique en deviendrait difficile ou impossible.

LOISET.

www.ingramcontent.com/pod-product-compliance
Lightning Source LLC
LaVergne TN
LVHW012012160826
845678LV00002B/788
* 9 7 8 2 3 2 9 6 7 1 3 2 1 *